BEI GRIN MACHT SICH IHR WISSEN BEZAHLT

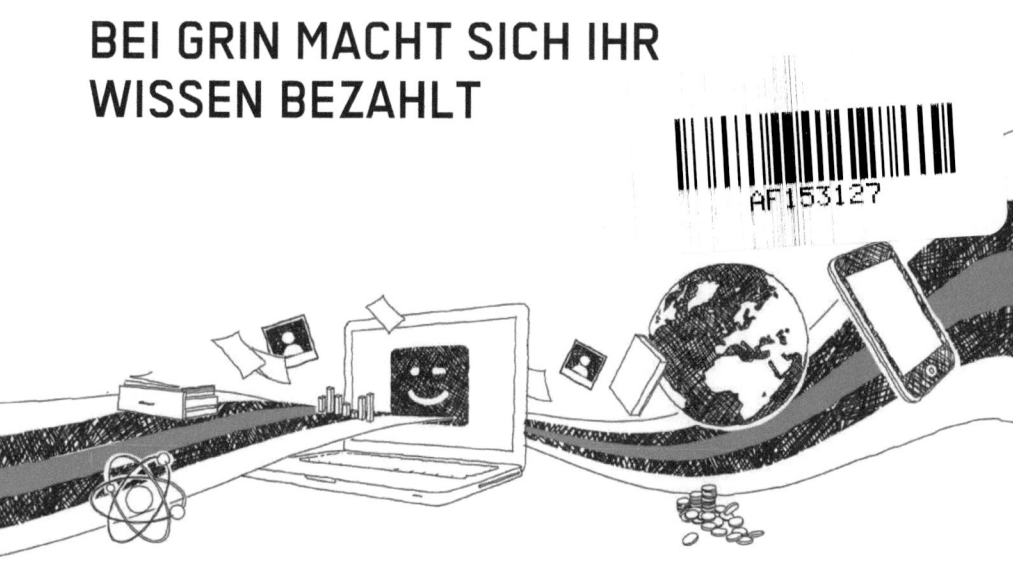

- Wir veröffentlichen Ihre Hausarbeit,
  Bachelor- und Masterarbeit

- Ihr eigenes eBook und Buch -
  weltweit in allen wichtigen Shops

- Verdienen Sie an jedem Verkauf

Jetzt bei www.GRIN.com hochladen
und kostenlos publizieren

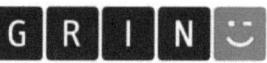

Maßnahmen zur Prävention von Übergewicht bei Kindern an Schulen. Planung einer Studie

Hanna Obermeier

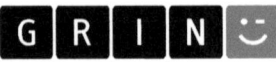

Bibliografische Information der Deutschen Nationalbibliothek:

Die Deutsche Nationalbibliothek verzeichnet diese Publikation in der Deutschen Nationalbibliografie; detaillierte bibliografische Daten sind im Internet über http://dnb.d-nb.de abrufbar.

ISBN: 9783346701893
Dieses Buch ist auch als E-Book erhältlich.

© GRIN Publishing GmbH
Nymphenburger Straße 86
80636 München

Druck und Bindung: Books on Demand GmbH, Norderstedt Germany
Gedruckt auf säurefreiem Papier aus verantwortungsvollen Quellen

Das Buch bei GRIN: https://www.grin.com/document/1264821

Fakultät für Angewandte Gesundheits- und

Sozialwissenschaften

Studiengang <Management in der Gesundheitswirtschaft>

Prävention von Übergewicht bei Kindern -

Maßnahmen an Schulen

Prüfungsstudienarbeit

von

Hanna Obermeier

Datum der Abgabe: 03.08.2020

Inhaltsverzeichnis

Abkürzungsverzeichnis

BMG	Bundesministerium für Gesundheit
BMI	Body Mass Index
DGKJ	Deutsche Gesellschaft für Kinder- und Jugendmedizin e.V.
DIMDI	Deutsches Institut für Medizinische Dokumentation und Information
IG	Interventionsgruppe
kg	Kilogramm
KG	Kontrollgruppe
m	Meter
RKI	Robert-Koch-Institut

Kurzfassung (Abstract)

Übergewicht ist in Deutschland ein weit verbreitetes Problem, das vor allem durch seine Folgeerkrankungen hohe Kosten in unserem Gesundheitssystem verursacht. Über die Hälfte der deutschen Erwachsenen sind übergewichtig und bei den 3 bis 17 jährigen sind es bereits 15 Prozent. Da übergewichtige Kinder im späteren Leben ein erhöhtes Risiko für viele schwerwiegende Erkrankungen (wie Diabetes, Bluthochdruck und koronare Herzkrankheiten) haben, ist es wichtig präventive Maßnahmen gegen Übergewicht bei Kindern zu ergreifen.

Deshalb soll erforscht werden, ob eine gesunde Schulspeisung in der Grundschule eine positive Auswirkung auf den BMI, sowie das Ernährungsverhalten der Kinder hat. Dabei wird sowohl der kurz- , als auch der langfristige Effekt untersucht.

Die Intervention der gesunden Schulspeisung wird mit einer gesamten Grundschule (Interventionsgruppe) für vier Jahre durchgeführt und zur Kontrolle werden zwei vergleichbare Grundschulen (Kontrollgruppen) herangezogen, an denen die selben Daten erhoben werden, wie bei der Interventionsgruppe.

Um einen Vergleich zwischen den drei Teilnehmergruppen ziehen zu können, wird während der Intervention jährlich der BMI aller teilnehmenden Kinder (Interventions- und Kontrollgruppen) gemessen und eine Befragung zum Ernährungsverhalten durchgeführt. Zur Messung der langfristigen Auswirkungen, werden 10 Jahre nach Interventionsende die selben Daten erneut erhoben.

Wenn sich eine sinkende Tendenz des BMI und/oder eine positive Veränderung des Ernährungsverhaltens der Interventionsgruppe im Vergleich zu den Kontrollgruppen aufweisen lässt, kann man daraus schließen, dass die gesunde Schulspeisung einen wirkungsvollen Beitrag zur Übergewichtsprävention bei Kindern leistet.

Schlagwörter: Übergewicht, Adipositas, Prävention, Kinder, Schule, Schulspeisung

1. Einleitung

Übergewicht ist in Deutschland, sowie in den meisten anderen Ländern der Welt, ein weit verbreitetes Problem. Mit dem Begriff Übergewicht (beziehungsweise Adipositas) ist eine übermäßige Vermehrung von Körperfett gemeint, durch welche ein erhöhtes Risiko für Folgeerkrankungen entsteht.[1] Als allgemein anerkanntes Maß für die Klassifikation von Übergewicht wird der Body Mass Index (BMI) verwendet. Dieser wird aus dem Körpergewicht (in Kilogramm), geteilt durch das Quadrat der Körpergröße (in Metern) einer Person berechnet (kg/m²).[2] Aus dem errechneten Wert kann dann abgelesen werden, ob diese Person untergewichtig, normalgewichtig oder übergewichtig/adipös ist. Laut der Weltgesundheitsorganisation (WHO) gilt man mit einem BMI ab 25 als übergewichtig und ab 30 als adipös.

Unter den deutschen Erwachsenen sind, laut einer Studie des Robert-Koch-Instituts aus dem Jahr 2017, „54,0% (…) von Übergewicht einschließlich Adipositas betroffen (BMI über 25 kg/m²)".[3] Aktuell ist also mehr als die Hälfte unserer Bevölkerung übergewichtig und von diesen weisen 18,1% sogar eine Adipositas (BMI über 30 kg/m²) auf.[4]

Diese Tatsache ist deshalb so problematisch, weil durch Adipositas eine Vielzahl von Folgekrankheiten begünstigt werden. Es besteht beispielsweise ein stark erhöhtes Risiko für Diabetes mellitus, koronare Herzkrankheiten, Hypertonie und Schlafapnoe.[5] Sogar bei Kindern kann Übergewicht bereits zu den soeben genannten Krankheiten führen.[6] Davon abgesehen wird die Lebensqualität dieser Kinder durch die eingeschränkte Bewegungsfähigkeit und häufiges Mobbing wesentlich gemindert. Da die Prävalenz von Übergewicht bei Kindern in Deutschland bereits bei 15,4% liegt,[7] führen deren Folgeerkrankungen auch zu erheblichen Kosten für das Gesundheitssystem.[8] Außerdem geht das Übergewicht im Kindesalter auch meist ins Erwachsenenalter über,[9] weshalb die Prävention von Übergewicht vor allem bei Kindern sehr wichtig ist. Die Hauptgründe für ein erhöhtes Gewicht sind eine Fehl- und

---

[1] vgl. Hauner (2013): S. 2

[2] vgl. Hauner (2013) S. 2

[3] RKI (2017): S. 21

[4] vgl. RKI (2017): S. 21

[5] vgl. Wirth (2013): S. 32

[6] vgl. DGKJ (2018)

[7] vgl. RKI (2018): S. 16

[8] vgl. Holle, Teuner (2013): S. 42 - 43

[9] vgl. DGKJ (2018)

Übererernährung, sowie ein Bewegungsmangel. Denn diese beiden Faktoren führen zu einem dauerhaften Kalorienüberschuss (positive Energiebilanz), wodurch Fett aufgebaut wird, was langfristig ein Übergewicht verursacht.[10] Ein Ansatz zur Prävention sollte also entweder auf eine geeignete Ernährung, ausreichend Bewegung oder Beides abzielen. In bisherigen Studien wurden meist multidisziplinäre Maßnahmen (Kombinationen aus gesunder Ernährung und mehr Bewegung) untersucht,[11] weshalb nicht hervorgeht, welche Maßnahmen wirklich einen präventiven Effekt haben. Deshalb kommt eine Studie zu Prävention von Adipositas bei Kindern und Jugendlichen des Deutschen Instituts für Medizinische Dokumentation und Information (DIMDI) zu dem Schluss, dass es „kaum gute Primärstudien zur Adipositasprävention bei Kindern und Jugendlichen"[12] gibt.

Da Übergewicht bei Kindern, wie im Vorangegangenen erläutert wurde, ein weit verbreitetes Problem ist, ist die folgende Forschungsfrage von großer Relevanz für unsere Gesellschaft.

Diese lautet: *Welchen Einfluss hat eine gesunde Schulspeisung auf den BMI von Kindern (kurzfristig und nach 10 Jahren) und gibt es Auswirkungen auf das Ernährungsverhalten der Kinder (kurzfristig und nach 10 Jahren)?*

2. Methodisches Vorgehen

2.1 Studiendesign

Zur Untersuchung der Auswirkungen von gesunder Schulspeisung auf die kurz- und langfristige Entwicklung des Body-Mass-Index (BMI) und des Ernährungsverhaltens von Kindern, eignet sich eine quasi-experimentelle kontrollierte Studie ohne Verblindung mit einer Interventionsgruppe (IG) und zwei Kontrollgruppen (KG). Eine Randomisierung der teilnehmenden Schüler wäre nur schwer realisierbar, da ihre Zuteilung in Interventions- oder Kontrollgruppen bereits durch die besuchte Grundschule vorgegeben ist. Des Weiteren würde eine Verblindung keinen Sinn machen, da die Grundschüler sehr leicht bemerken, ob sie an ihrer Schule eine gesunde Schulspeisung erhalten oder nicht.

---

[10] vgl. Wirth (2013): S. 176

[11] vgl. DIMDI (2009): S. 4

[12] vgl. DIMDI (2009): S. 1

2.2 Auswahl der Studienteilnehmer

Die Rekrutierung der Studienteilnehmer soll in Form einer eingeschränkten Zufallsstichprobe stattfinden. Es werden drei Grundschulen, innerhalb eines deutschen Bundeslandes, zufällig ausgewählt. Diese sollten sich bezüglich des sozialen Hintergrunds der Schüler möglichst ähnlich sein, weil durch die Vergleichbarkeit in diesem Bereich einige Verzerrungen bereits verhindert werden können. Denn in einer Studie des Robert-Koch-Instituts (RKI) wurde gezeigt, dass Kinder mit niedrigem sozioökonomischen Status deutlich öfter von Übergewicht uns Adipositas betroffen sind, als sozioökonomisch besser Gestellte.[13]

2.3 Intervention

In dieser Studie zu schulischen Präventionsmaßnahmen gegen Übergewicht, sollen die kurz- und langfristigen Auswirkungen einer gesunden Schulspeisung auf den BMI und das Ernährungs-verhalten von Kindern untersucht werden. Dazu soll die IG eine gesunde Schulspeisung erhalten und in den Kontrollgruppen bleibt alles wie bisher. Im Folgenden werden die Einzelheiten der Intervention näher erläutert.

Grundsätzlich sollen die Schüler täglich ihr Frühstück, Pausenbrot und Mittagessen in der Schule erhalten, wobei jeweils zwei Gerichte zur Auswahl stehen (davon mindestens eine vegetarische Möglichkeit). Außerdem wird den Schülern Wasser und ungesüßter Tee zum Trinken zur Verfügung gestellt, zusätzlich werden die Eltern dazu angehalten ihren Kindern keine zuckerhaltigen Getränke mitzugeben. Die Mahlzeitenplanung soll durch einen Ernährungsberater erfolgen und dementsprechend von einem Koch in der Schulkantine umgesetzt werden. Frühstück und Mittagessen werden zu festgelegten Zeiten (optimalerweise um 7.30 Uhr und 12.30 Uhr) mit der Klasse zusammen in der Kantine eingenommen. Das Pausenbrot wird den Schülern von der unterrichtenden Lehrkraft zu Beginn der Pause ausgehändigt.

Folgende Gerichte wären beispielsweise vorstellbar:
- Frühstück: Quark mit Obst und Nüssen, Rührei mit Vollkornbrot und Obstportion
- Pausenbrot: Vollkornbrot mit Frischkäse und fettarmem Schinken, Obst und Nussmischung
- Mittagessen: Kartoffeln mit Kräuterquark und Salat, Gemüsecurry mit Reis und Hähnchenbrust

---

[13] vgl. RKI (2018): S. 19

2.4 Zeitraum der Intervention

Um ein möglichst realistisches Ergebnis zu erhalten, ob die generelle Einführung einer gesunden Schulspeisung einen Nutzen hätte, ist es sinnvoll die Intervention über vier Jahre (übliche Grundschulzeit) laufen zu lassen. Die erste Datenerhebung (BMI und Ernährungsverhalten) und somit der Start der Maßnahme soll zu Beginn eines Schuljahres stattfinden. Im vierten Jahr wird dann mit dem Schluss des Schuljahres die Intervention beendet.

Somit erhalten die Schüler, die zum Interventionsbeginn eingeschult werden, während ihrer gesamten Zeit an der Grundschule die gesunde Schulspeisung. Diese sind deshalb am bedeutendsten für die Studie und sollten auch unbedingt für die Datenerhebung nach 10 Jahren in der Studie gehalten werden.

2.5 Datenerhebung

Es ist zu überprüfen, ob die gesunde Schulspeisung eine kurz- und langfristige Auswirkung auf den BMI und das Ernährungsverhalten der Kinder hat.

Dafür werden BMI - Messungen und Befragungen (Fragebogen zum Ernährungs-verhalten befindet sich im Anhang 1) aller Studienteilnehmer zu folgenden Zeitpunkten durchgeführt:

1. Vor Beginn der Intervention (Schuljahresanfang)
2. Am Ende jedes Schuljahres während der laufenden Intervention (insgesamt 4 mal)
3. 10 Jahre nach Ende der Intervention

Ablauf der Datenerhebung zu Beginn und während der laufenden Intervention (1./2.):

Die Gewichts- und Größenmessung zur BMI - Berechnung erfolgt durch die jeweiligen Klassenleiter(innen) und wird von diesen in eine vorgegebene Tabelle eingetragen. Direkt im Anschluss daran sollen die Schülern einen Fragebogen zu ihrem Ernährungsverhalten beantworten. Dabei ist die klassenleitende Lehrkraft für das Klären von Fragen zuständig. Eine Ausnahme gibt es diesbezüglich bei den Erstklässlern, da diese noch nicht lesen und schreiben können. Deshalb sollen diese den Fragebogen zuhause, mit Hilfe der Eltern, ausfüllen und wieder in die Schule mitbringen.

Die ausgefüllten Fragebögen, sowie die Tabelle mit den Gewichts- und Größenwerten werden von den zuständigen Klassenleitungen an die Studienleitung weitergegeben, welche diese dann   auswertet. Um die teilnehmenden Schüler für die 3. Daten-erhebung erreichen zu können, werden die Eltern gebeten eine Telefonnummer und E-Mail Adresse anzugeben.

Ablauf der Datenerhebung zum 3. Zeitpunkt (10 Jahre nach Interventionsende):
Alle Studienteilnehmer bekommen per E-Mail einen Link zugeschickt, der sie zu einem Online-Fragebogen führt. In diesen sollen sie zuerst ihr aktuelles Körpergewicht und ihre Körpergröße eintragen, damit daraus der BMI berechnet werden kann. Außerdem werden nochmal die selben Fragen zum Ernährungsverhalten gestellt, die bereits zu den vorherigen Erhebungszeitpunkten in der Befragung enthalten waren. Zusätzlich dazu gibt es hier ein weiteres Fragenmodul, das noch einen tieferen Einblick in das momentane Essverhalten der Teilnehmer liefern soll (siehe Anhang 2). So kann abschließend noch ein umfassenderer Vergleich zwischen Interventions- und Kontrollgruppen gezogen werden und somit geklärt werden ob es langfristig einen Unterschied zwischen den Gruppen gibt.

Um möglichst viele Studienteilnehmer zum Ausfüllen des Online-Fragebogens zu motivieren, bekommen alle einen Anruf mit einem Hinweis auf den Link in der E-Mail und werden gebeten sich kurz Zeit für die Fragen zu nehmen.

2.6 Datenanalyse

Die erhobenen Daten, also Körpergewicht/-größe der Kinder und der Fragebogen sollen folgendermaßen ausgewertet werden:

Zunächst werden direkt nach der Erhebung alle Daten immer systematisch in Tabellen eingetragen (Vorlagen für Tabellen befinden sich im Anhang 3). So ist der Arbeitsaufwand bei der Auswertung am Ende der Intervention geringer.

Nach Beenden der Maßnahmen (gesunde Schulspeisung), sollen dann aus den bereits sortierten Daten bestimmte Größen errechnet werden, die dann zwischen Interventions- und Kontrollgruppe verglichen werden.

Beim BMI soll zuerst für jeden Erhebungszeitpunkt die Anzahl der übergewichtigen Kinder pro Gruppe (Interventions- und Kontrollgruppe) angegeben werden. Des weiteren wird der Mittelwert aus allen BMIs pro Gruppe für jeden Zeitpunkt ermittelt. Aus der Übergewichtigenzahl und den BMI-Mittelwerten wird jeweils ein Verlauf für alle drei beteiligten Schulen erstellt. Diese Verläufe werden dann zum Vergleich zwischen Interventionsgruppe und Kontrollgruppen verwendet, um herauszufinden ob die IG eine geringere Zahl von Übergewichtigen und beim durchschnittlichen BMI eine sinkende Tendenz (im Vergleich zu den KG aufweist) aufweist.

Auf Basis der Antworten aus den Fragebögen zum Ernährungsverhalten, wird zunächst für jeden Erhebungszeitpunkt eine Tabelle der Antworten für jede Gruppe erstellt (Tabelle zur Zusammenfassung befindet sich in Anhang 4). Die ersten beiden Fragen sind sogenannte Eisbrecherfragen, die den Kindern leicht fallen und sie für die weiteren Fragen motivieren sollen. Diese werden nicht in die Tabelle mit eingetragen, da sie keinen messbaren Wert für die Studie bieten. Anschließend wird auch hier die

Veränderung der Antworten (innerhalb der einzelnen Schulen) zwischen den Datenerhebungen herausgearbeitet und dokumentiert. So kann erstens festgestellt werden, ob die IG insgesamt ein gesünderes Ernährungsverhalten hat, als die KG. Zweitens kann man auch sehen, ob sich das Ernährungsverhalten der IG, im Vergleich zur KG, während der Intervention zum Positiven verändert hat.

Diese Datenauswertung erfolgt direkt nach dem Ende der Maßnahmen. Die erneut erhobenen Daten nach 10 Jahren werden dann separat analysiert.

Diese Datenanalyse, für die langfristigen Auswirkungen, erfolgt direkt im Anschluss an die Datenerhebung.

Diesmal werden jedoch nur die jeweiligen BMI-Mittelwerte der drei Schulen ausgerechnet und miteinander verglichen. So kann man sehen, ob die gesunde Schulspeisung während der Grundschulzeit eine langfristige Auswirkung auf den BMI der Schüler hat. Die Antworten des Fragebogens (Grundmodul und Zusatzmodul) werden, analog zur ersten Datenauswertung (siehe Anhang 4), in Tabellen zusammengefasst. Diese Zusammenfassungen der Antworten kann man nun wieder zwischen den drei Gruppen vergleichen und feststellen, ob es signifikante Unterschiede im Ernährungsverhalten zwischen der IG und den KG gibt.

Wenn sich bei der Interventionsgruppe, im Vergleich zu den Kontrollgruppen, beim BMI eine sinkende Tendenz nachweisen lässt und/oder sich eine deutliche Verbesserung des Ernährungsverhaltens der IG zeigt, kann man sagen, dass die gesunde Schulspeisung eine wirkungsvolle Maßnahme ist .

3. Rechtliche und ethische Aspekte

Um dem Datenschutz gerecht zu werden, bekommen alle Studienteilnehmer vor Beginn der Intervention eine zufällig ausgewählte, individuelle Nummer zugeordnet und werden so anonymisiert. Die Teilnehmer der Interventionsgruppe erhalten Nummern mit dem Zusatz I davor und die Kontrollgruppen haben den Buchstaben K vor der Nummer. Die Teilnehmernummern der Interventionsgruppe lauten also I 001, I 002, I 003 und so weiter. Die Nummerierung Kontrollgruppe erfolgt analog, das heißt K 001, K 002, K 003 und so weiter. Alle Studienteilnehmer, beziehungsweise deren Erziehungsberechtigte, müssen vor Studienbeginn eine Aufklärung über alle Maßnahmen erhalten und eine Einwilligungs- und Datenschutzerklärung unterschreiben, welche auf den Mustertexten der Medizinischen Fakultät Heidelberg basieren (siehe Anhang 5).[14]

---

[14] vgl. Medizinische Fakultät Heidelberg

4. Kommunikation und Dissemination

Die Ergebnisse der Studie sind unter anderem für das Bundesministerium für Gesundheit (BMG) von Interesse, da diese einige Projekte zur Prävention von Übergewicht unterstützen.[15] Dabei ist es wichtig zu erkennen, welche Maßnahmen wirksam sind und somit gefördert werden sollten. Um die gewonnenen Erkenntnisse an das BMG zu kommunizieren, kann man die auf der BMG-Homepage angegebenen Kontaktdaten[16] verwenden, um entweder eine Email zu schreiben oder anzurufen.

---

[15] vgl. BMG (2020)

[16] vgl. BMG (2019)

Literaturverzeichnis

BMG (Bundesministerium für Gesundheit) (Hrsg.) (2019): Kontakt. [Online]. https:// www.bundesgesundheitsministerium.de/service/kontakt.html (Aufruf: 31.07.2020)

BMG (Bundesministerium für Gesundheit) (Hrsg.) (2020): Förderschwerpunkt Prävention von Übergewicht bei Kindern und Jugendlichen. [Online]. https:// www.bundesgesundheitsministerium.de/themen/praevention/kindergesundheit/ praevention-von-kinder-uebergewicht.html#c3093 (Aufruf: 30.07.2020)

Hauner, H. (2013): Definition - Klassifikation - Untersuchungsmethoden. In: Wirth, A.; Hauner, H. (Hrsg.): Adipositas. Berlin Heidelberg: Springer-Verlag

Deutsche Gesellschaft für Kinder- und Jugendmedizin e.V. (DGKJ) (2018): „Mein Kind ist zu dick". [Online]. https://www.dgkj.de/eltern/dgkj-elterninformationen/elterninfo-uebergewicht (Aufruf: 29.07.2020)

Deutsches Institut für Medizinische Dokumentation und Information (DIMDI): Prävention von Adipositas bei Kindern und Jugendlichen (Verhalten- und Verhältnisprävention). [Online]. https://portal.dimdi.de/de/hta/hta_berichte/ hta242_bericht_de.pdf (Aufruf: 29.07.2020)

Hauner, H. (2013): Definition - Klassifikation - Untersuchungsmethoden. In: Wirth, A.; Hauner, H. (Hrsg.): Adipositas. Berlin Heidelberg: Springer-Verlag

Medizinische Fakultät Heidelberg (Hrsg.): Mustertext zur Einwilligungserklärung für Sonstige Studien. [Online]. http://www.medizinische-fakultaet-hd.uni-heidelberg.de/ Vorlagen.111192.0.html (Aufruf: 31.07.2020)

RKI (Robert-Koch-Institut) (Hrsg.) (2017): Übergewicht und Adipositas bei Erwachsenen in Deutschland. [Online] https://www.rki.de/DE/Content/ Gesundheitsmonitoring/Gesundheitsberichterstattung/GBEDownloadsJ/FactSheets/ JoHM_2017_02_Uebergewicht_Adipositas_Erwachsene.pdf?__blob=publicationFile (Aufruf: 20.07.2020)

RKI (Robert-Koch-Institut) (Hrsg.) (2018): Übergewicht und Adipositas im Kindes- und Jugendalter in Deutschland – Querschnittergebnisse aus KiGGS Welle 2 und Trends. [Online] https://www.rki.de/DE/Content/Gesundheitsmonitoring/ Gesundheitsberichterstattung/GBEDownloadsJ/FactSheets/ JoHM_01_2018_Adipositas_KiGGS-Welle2.pdf?__blob=publicationFile (Aufruf: 20.07.2020)

Wirth, A. (2013): Epidemiologie. In: Wirth, A.; Hauner, H. (Hrsg.): Adipositas. Berlin Heidelberg: Springer-Verlag

Wirth, A. (2013): Komorbiditäten. In: Wirth, A.; Hauner, H. (Hrsg.): Adipositas. Berlin Heidelberg: Springer-Verlag

Anhang 1

Fragebogen zum Ernährungsverhalten - Grundmodul:

1) Was ist dein Lieblingsessen?

2) Was isst du meistens als Pausenbrot?

Bitte kreuze bei den Tabellen in jeder Spalte das zutreffende Kästchen an:

3) Wie oft isst du ...?	a) Gemüse	b) Obst	c) Süßigkeiten, Chips oder Knabberzeug
A) Jeden Tag			
B) 4-6x pro Woche			
C) 2-3x pro Woche			
D) Höchstens 1x pro Woche			

4) Wie oft isst du ...?	a) Selbst Gekochtes (von Mama, Papa, Oma, ...)	b) Tiefkühlgerichte oder Fertiggerichte	c) Fast-Food (McDonalds, BurgerKing, KFC, Subway, Döner, Pizza, Pommes, ...)
A) Jeden Tag			
B) 4-6x pro Woche			
C) 2-3x pro Woche			
D) Höchstens 1x pro Woche			

5) Wie oft trinkst du ...?	a) Wasser oder Tee	b) Saft oder Schorle	c) Softdrinks (Cola, Limo, Eistee, ...)	d) Milch, Kakao oder Milchshakes
A) Jeden Tag				
B) 4-6x pro Woche				
C) 2-3x pro Woche				
D) Höchstens 1x pro Woche				

Anhang 2

Fragebogen zum Ernährungsverhalten - Zusatzmodul (Checkup nach 10 Jahren):

1) Welche Ernährungsform trifft auf dich zu? (Bitte kreuze nur eine Antwort an.)

    O Omnivore („Allesesser")

    O Vegetarisch (kein Fleisch oder Fisch)

    O Vegan (keine tierischen Produkte)

    O Sonstiges: _____

2) Wie viele Mahlzeiten nimmst du an einem normalen Tag zu dir? _____

3) Wie kochst du dein Essen selbst? (Bitte kreuze in jeder Spalte eine Antwort an.)

	Frühstück	Mittagessen	Abendessen	Snacks
A) Jeden Tag				
B) 4-6x pro Woche				
C) 2-3x pro Woche				
D) Höchsten 1x pro Woche				

4) Achtest du auf eine ausreichende Eiweißzufuhr (mind. 1g pro kg Körpergewicht)?

    O Ja (A)

    O Nein (B)

5) Hast du einen Überblick über deine tägliche Kalorienzufuhr ?

    O Ja, ich tracke meine Kalorien genau. (mit einer App oder Ähnlichem) (A)

    O Ich überschlage grob im Kopf wie viele Kalorien ich esse. (B)

    O Nein, das interessiert mich überhaupt nicht. (C)

Anhang 3

BMI:

Teilnehmer-nummer	Körpergewicht in kg	Körpergröße in m	BMI (kg/m²)	Klassifikation
I 001	35 kg	1,20 m	24,3 kg/m²	Normalgewicht
I 002	...	...	...	...
I 003				
I 004				
...				

Fragebogen:

Teilnehmernummer	Frage 1	Frage 2
I 001	Pizza	Milchschnitte
I 002	...	...
I 003		
I 004		
...		

Num-mer	Frage 3			Frage 4			Frage 5			
	a)	b)	c)	a)	b)	c)	a)	b)	c)	d)
I 001	A	C	C	D	B	A	A	D	B	A
I 002	...	...	...	...	...	...	...	...	...	...
I 003										
...										

Anhang 4

Tabelle zur Zusammenfassung der Antworten des Fragebogens pro Gruppe

Grundmodul:

IG	3			4			5			
	a)	b)	c)	a)	b)	c)	a)	b)	c)	d)
A										
B										
C										
D										

1. KG	3			4			5			
	a)	b)	c)	a)	b)	c)	a)	b)	c)	d)
A										
B										
C										
D										

2. KG	3			4			5			
	a)	b)	c)	a)	b)	c)	a)	b)	c)	d)
A										
B										
C										
D										

Anhang 5

Einwilligungserklärung

Diese Einwilligungs- und Datenschutzerklärung basiert auf dem Mustertext der Medizinischen Fakultät Heidelberg und wurde nur minimal angepasst. Die Vorlagen sind unter folgendem Link zum Download verfügbar: http://www.medizinische-fakultaet-hd.uni-heidelberg.de/Vorlagen.111192.0.html

Ich habe die Informationsschrift gelesen und wurde zudem mündlich durch Herrn/ Frau _____ über das Ziel und den Ablauf der Studie sowie über die Risiken ausführlich und verständlich aufgeklärt. Im Rahmen des Aufklärungsgesprächs hatte ich die Gelegenheit, Fragen zu stellen. Alle meine Fragen wurden zu meiner Zufriedenheit beantwortet. Ich stimme der Teilnahme an der Studie freiwillig zu. Für meine Entscheidung hatte ich ausreichend Zeit. Ein Exemplar der Informationsschrift und der Einwilligungserklärung habe ich erhalten.

Datenschutz

Mir ist bekannt, dass bei dieser Studie personenbezogene Daten verarbeitet werden sollen. Die Verarbeitung der Daten erfolgt nach gesetzlichen Bestimmungen und setzt gemäß Art. 6 Abs. 1 lit. a der Datenschutz-Grundverordnung folgende Einwilligungserklärung voraus:

Ich wurde darüber aufgeklärt und stimme freiwillig zu, dass meine in der Studie erhobenen Daten, insbesondere Angaben über meine Gesundheit[17], zu den in der Informationsschrift beschriebenen Zwecken in pseudonymisierter Form aufgezeichnet, ausgewertet und ggf. auch in pseudonymisierter Form an Universitäten/Kliniken/Unternehmen etc. [Text bitte anpassen; sofern der Empfänger bereits absehbar ist, muss dieser explizit genannt werden] weitergegeben werden können, u.U. auch in Länder mit geringeren Anforderungen an den Datenschutz als in der Europäischen Union. Dritte erhalten keinen Einblick in personenbezogene Unterlagen. Bei der Veröffentlichung von Ergebnissen der Studie wird mein Name ebenfalls nicht genannt. Die personenbezogenen Daten werden anonymisiert, sobald dies nach dem Forschungszweck möglich ist. Die Daten werden nach Studienabschluss vernichtet/...Jahre aufbewahrt [Text bitte anpassen; falls eine konkrete Angabe zur Aufbewahrungsdauer nicht möglich ist, müssen Kriterien für die Festlegung der Aufbewahrungsdauer genannt werden z.B. „bis zum Abschluss der Datenauswertung"]. Mir ist bekannt, dass diese Einwilligung jederzeit schriftlich oder mündlich ohne Angabe von Gründen widerrufen werden kann, ohne dass mir dadurch Nachteile entstehen. Die Rechtmäßigkeit der bis zum Widerruf erfolgten

---

[17] Gemäß Art. 9 Abs. 1 DSGVO handelt es sich bei Gesundheitsdaten um personenbezogene Daten besonderer Kategorie in deren Verarbeitung der Studienteilnehmer ausdrücklich einwilligen muss. Gleiches gilt für Daten, aus denen die rassische und ethnische Herkunft , politische Meinungen, religiöse oder weltanschauliche Überzeugungen oder die Gewerkschaftszugehörigkeit hervorgehen, sowie für die Verarbeitung von genetischen Daten, biometrischen Daten zur eindeutigen Identifizierung einer natürlichen Person, Daten zum Sexualleben oder zur sexuellen Orientierung.

Datenverarbeitung wird davon nicht berührt. In diesem Fall kann ich entscheiden, ob die von mir erhobenen Daten gelöscht werden sollen oder weiterhin für die Zwecke der Studie verwendet werden dürfen.

Ort, Datum   Name, Vorname des Teilnehmers (in Druckbuchstaben)

Unterschrift des Teilnehmers

Aufklärende Person

Der Patient/Proband wurde von mir im Rahmen eines Gesprächs über das Ziel und den Ablauf der Studie sowie über die Risiken aufgeklärt. Ein Exemplar der Informationsschrift und der Einwilligungserklärung habe ich dem Patienten/ Probanden ausgehändigt.

Ort, Datum   Name, Vorname der aufklärenden Person (in Druckbuchstaben)

Unterschrift der aufklärenden Person

BEI GRIN MACHT SICH IHR WISSEN BEZAHLT

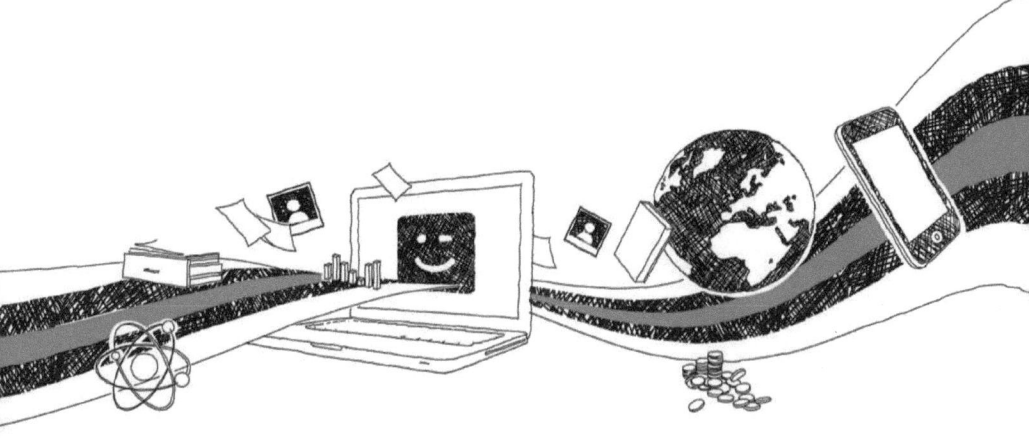

- Wir veröffentlichen Ihre Hausarbeit,
  Bachelor- und Masterarbeit

- Ihr eigenes eBook und Buch -
  weltweit in allen wichtigen Shops

- Verdienen Sie an jedem Verkauf

Jetzt bei www.GRIN.com hochladen und kostenlos publizieren

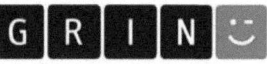